8°T
19

RÉPUBLIQUE FRANÇAISE

DÉPARTEMENT DE LA SEINE-INFÉRIEURE

RÈGLEMENT

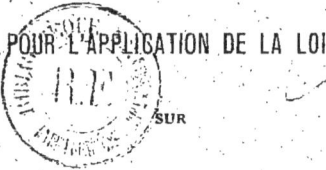

POUR L'APPLICATION DE LA LOI

SUR

L'ASSISTANCE MÉDICALE GRATUITE

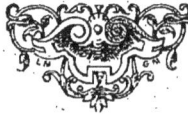

ROUEN

IMPRIMERIE E. CAGNIARD (Léon GY, Succr)

rues Jeanne-Darc, 88, et des Basnage, 5

1907

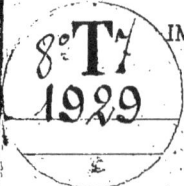

RÉPUBLIQUE FRANÇAISE

DÉPARTEMENT DE LA SEINE-INFÉRIEURE

RÈGLEMENT

POUR L'APPLICATION DE LA LOI

SUR

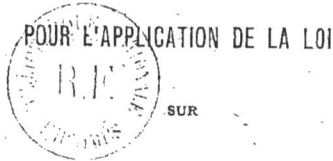

L'ASSISTANCE MÉDICALE GRATUITE

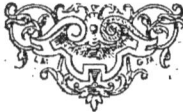

ROUEN

IMPRIMERIE E. CAGNIARD (Léon GY, Succr)

rues Jeanne-Darc, 88, et des Basnage, 5

1907

Service de l'Assistance
Médicale gratuite

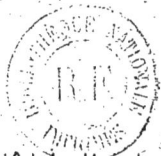

———

Le Préfet du département de la Seine-Inférieure à Messieurs les Sous-Préfets, Maires, Médecins et Pharmaciens, et Présidents des Commissions administratives des hôpitaux et hôpitaux-hospices.

Rouen, le 20 décembre 1907.

MESSIEURS,

Dans sa séance du 5 octobre dernier, le Conseil général a adopté un nouveau règlement du service de l'Assistance médicale gratuite qui entrera en vigueur le 1er janvier prochain.

L'application de ce règlement, reproduit ci-après, crée aux maires, aux médecins et pharmaciens du Service, aux présidents des Commissions administratives des établissements hospitaliers, des obligations que j'ai l'honneur de vous signaler.

* *

Obligations du Maire.

Les obligations du maire découlent des articles 6, 7, 8, 9, 10, 11, 12, 16, 31, 34 et se résument ainsi :

Réunir la Commission administrative du Bureau d'assistance, au début de novembre, pour dresser la liste des personnes appelées à bénéficier de l'assistance et, en janvier, avril et juillet, pour procéder à la revision de cette liste (Art. 6);

Veiller à ce que les personnes de nationalité française, dénuées de ressources et ayant leur domicile de secours dans la commune, soient portées sur la liste; à ce que les membres d'une même famille, s'ils sont à la charge du chef de famille, y soient inscrits nominativement (Art. 7);

Soumettre cette liste au Conseil municipal en comité secret; déposer la liste arrêtée par cette Assemblée au secrétariat de la mairie; donner avis de ce dépôt par affiches aux lieux accoutumés; transmettre une copie de la liste aux médecins et à l'Administration préfectorale; notifier, dans les mêmes conditions, toute modification apportée à la liste; mentionner sur la liste le nom du médecin choisi par le malade si le système à l'abonnement par tête d'inscrit est pratiqué dans la commune (Art. 8 et 9);

Rendre compte au Conseil municipal des admissions prononcées d'urgence et, si le malade n'a pas son domicile de secours dans la commune, en aviser sans retard l'Administration préfectorale en lui fournissant les renseignements nécessaires pour déterminer ce domicile de secours (Art. 10);

Remettre à l'assisté, dès qu'il se trouve dans l'obligation de réclamer les soins médicaux, un billet de consultation ou de visite, si le médecin est rémunéré d'après le système vosgien (Art. 11);

Remettre ensuite à l'assisté un ou plusieurs billets selon sa demande ou celle du médecin formulée comme l'indique l'article 15 du règlement (dernier alinéa des articles 12 et 16);

Détacher le billet de consultation ou de visite d'un registre à souches et déposé à la mairie, et, avant de le remettre à l'intéressé, y inscrire le nom de la commune et les nom et prénoms du malade, puis dater, signer et apposer le sceau de la mairie (Art. 12);

Délivrer une feuille de maladie au malade, si le médecin est rétribué à l'abonnement (Art. 11 et 16);

S'assurer, si le médecin prescrit l'hospitalisation, que l'hôpital désigné peut recevoir le malade (Art. 34); viser le certificat médical sous la formule « vu pour l'admission à l'hô-

pital », *et informer immédiatement l'Administration préfectorale* (*Art. 31*);

Ainsi que vous le remarquerez, Messieurs les Maires, le Conseil général a supprimé le carnet à souches de 20 billets de consultation ou de visite qui était remis à l'assisté ; il l'a remplacé, sur la proposition de M. le Rapporteur de sa deuxième Commission, par un registre à souches déposé à la mairie et dont vous détacherez les billets destinés aux malades, au fur et à mesure des besoins et suivant les règles tracées par l'article 12.

« Cette manière de procéder qui n'a pas, a déclaré le Rappor-
» teur, d'inconvénients pour les malades et a des avantages qui
» sautent aux yeux, au point de vue financier, met le malade en
» rapport constant avec le maire, représentant du Bureau de bien-
» faisance, ou son délégué, et presque toujours le malade et sa
» famille en tirent un avantage sérieux, car ils ont souvent besoin
» d'autres choses que de visites ou de médicaments. »

Entre autres avantages, cette innovation aura en effet pour résultat de vous permettre de vous rendre facilement compte du nombre de visites faites au malade et d'exercer de la sorte sur le service un contrôle aussi profitable qu'indispensable.

Mais vous ne perdrez pas de vue qu'à côté de ce contrôle, il en est un autre bien plus utile encore : vous devez veiller à ce que le nombre des assistés, qui croît d'année en année, soit limité aux personnes vraiment qualifiées pour bénéficier de l'assistance.

*
* *

Obligations du Médecin.

Aux termes de l'article 5, l'adhésion d'un médecin au Service de l'assistance médicale gratuite entraîne pour lui, sous peine d'exclusion, l'obligation de se conformer à toutes les prescriptions du règlement, c'est-à-dire :

De ne donner ses soins au compte du Service, sauf l'unique exception prévue à l'article 16, qu'au malade qui lui présentera soit un billet de consultation ou de visite, soit une feuille de maladie (Art. 17);

De remplir ce billet suivant les indications qu'il comporte, s'il est rémunéré d'après le système vosgien (Art. 13 et 14);

De remettre, s'il y a lieu, au malade, lors de sa première visite ou consultation, un bon, conforme au modèle reproduit sous l'article 15 du règlement, sur lequel il indiquera le nombre de visites ou de consultations que lui paraît exiger l'état de santé du malade (Art. 15) (1);

De viser et de dater la feuille de maladie à chaque visite ou consultation, s'il est rémunéré à l'abonnement (Art. 13 et 14);

De ne prescrire que les médicaments portés au tarif (Art. 24);

De n'ordonner un médicament non inscrit au tarif que s'il y a nécessité absolue ; de faire suivre dans ce cas la désignation du médicament de la mention « non prévu au tarif » et de soumettre l'ordonnance au visa du Maire (Art. 24 et 25);

De n'ordonner aucune spécialité pharmaceutique, ni aucun des produits détaillés à l'article 3 du tarif des médicaments (Art. 28);

De rédiger ses ordonnances sur les formules fournies par l'Administration, de les écrire lisiblement et à l'encre (Art. 25);

De délivrer, lorsqu'un assisté doit-être hospitalisé, un certificat indiquant la nature de la maladie, les raisons qui motivent l'hospitalisation et l'hôpital sur lequel il doit être dirigé (Art. 31);

De ne pas procéder à domicile, sauf en cas d'urgence absolue, aux opérations difficiles ou graves prévues à l'article 33;

De produire ses mémoires dans la quinzaine qui suit l'expiration de chaque trimestre, établis par commune, en double expédition, et d'y annexer les billets de visite ou de consultation (Art. 35).

---

(1) Des carnets de 15 feuilles petit in-8º contenant 60 formules de bons seront remis aux médecins par l'Administration et leur seront renouvelés sur leur demande.

J'insiste tout particulièrement, Messieurs les Médecins, pour que vous vous conformiez à ces prescriptions qui sont d'une observation facile ; je vous demande surtout de ne pas, sauf le cas d'absolue nécessité, ordonner de médicaments autres que ceux prévus dans la nomenclature qui vous parviendra avec le présent règlement. Cette nomenclature, qui compte près de sept cents médicaments, est beaucoup plus importante que celle de la Compagnie de l'Ouest et des Sociétés de secours mutuels du département ; elle est, de l'aveu des représentants les plus autorisés du corps médical, largement suffisante pour satisfaire à tous les besoins : rien n'autorise donc à la transgresser.

Sans doute, l'état de santé du malade exige parfois une alimentation spéciale, et il peut être alors indispensable, alors, de lui délivrer des vins médicamenteux, tel que le vin de quinquina : dans ce cas vous vous bornerez à prescrire l'extrait correspondant et vous demanderez au bureau d'assistance, qui ne manquera pas de satisfaire à votre requête, de fournir le vin à l'assisté.

Les pharmaciens se plaignent, d'ailleurs à juste titre, des ennuis que leur causent certains médecins qui ne tiennent aucun compte de la nomenclature réglementaire ; la Commission de vérification des mémoires s'est émue de la situation qui leur était faite et elle m'a invité, vous le savez, à différer le mandatement des honoraires des médecins qui négligeraient de s'y conformer, tant que n'aurait pas été obtenue la régularisation du mémoire du pharmacien.

*
* *

Obligations du Pharmacien.

Comme le médecin, le pharmacien qui accepte les conditions du règlement s'oblige, sous peine des sanctions prévues à l'article 5 :

A ne délivrer au compte du service que les médicaments mentionnés au tarif (Art. 27, 1ᵉʳ alinéa) ;

A ne fournir exceptionnellement un médicament non inscrit au tarif que si l'ordonnance est libellée comme l'indique l'ar-

ticle 25, *et revêtue du visa du maire* (Art. 27, *dernier alinéa*) ;

A ne délivrer aucune spécialité pharmaceutique, ni aucun des produits détaillés à l'article 3 du tarif des médicaments (Art. 28) ;

A produire ses mémoires trimestriellement, en double expédition pour chaque commune, et accompagnés des ordonnances (Art. 35) ;

J'ajoute que vous devez calculer les quantités non tarifées conformément aux indications de l'article 7 de l'arrêté préfectoral du 15 décembre 1906, dont le deuxième paragraphe a été modifié par arrêté du 30 avril 1907.

* * *

Obligations du Président de la Commission administrative de l'hôpital ou de l'hôpital-hospice.

L'article 32, dont le premier paragraphe est emprunté à l'article 34 du règlement-modèle des établissements hospitaliers, stipule :

« *Le médecin de l'établissement hospitalier adresse à la Commission administrative un rapport constatant l'état précis des malades qui séjournent depuis plus de deux mois dans l'hôpital et les causes qui nécessitent leur maintien dans cet établissement.*

« *Ce rapport est immédiatement adressé au Préfet qui en donne connaissance au Maire de la commune du domicile de secours* (1) ».

L'article ci-dessus a été introduit sur la demande de M. le Rapporteur qui a fait valoir au Conseil général, en faveur de son adoption, les raisons suivantes :

---

(1) Ce rapport est dressé sous forme d'un état dont l'Administration fournira des exemplaires aux Commissions hospitalières qui en feront la demande à la Préfecture.

« L'article 31 vise l'hospitalisation du malade dans le cas où il ne peut être utilement soigné à domicile. J'ai relevé devant vous, comme rapporteur du Service de l'assistance médicale gratuite en 1906, que les hospices semblent parfois conserver, au-delà de ce qui est strictement nécessaire, les malades de l'assistance médicale gratuite qui leur sont confiés, lorsqu'ils sont devenus capables d'être soignés dans leurs familles. Nous pensons que l'article 31 serait utilement complété par l'obligation faite aux hospices de tenir périodiquement les Maires au courant de l'état de ces malades, et de les avertir dès qu'ils seraient susceptibles d'être soignés chez eux ».

Je compte, Messieurs les Présidents, sur votre vigilance pour m'adresser très régulièrement le rapport prescrit par l'article 32 et, à l'expiration de chaque trimestre, deux expéditions de l'état des frais d'hospitalisation, accompagnées des certificats d'admission dans votre établissement (art. 36).

*
* *

Ainsi que vous le remarquerez, Messieurs, les soins médicaux à domicile seront, comme par le passé, rémunérés soit à la visite et à la consultation (art. 19), soit à l'abonnement par tête d'inscrit (art. 20), soit à l'abonnement à forfait (art. 21). Les articles 19 et 20 sont la reproduction, avec quelques modifications de rédaction, des articles 17 et 18 du règlement précédent ; l'article 21 ouvre à l'Administration le droit de traiter à forfait avec un ou plusieurs médecins, sur la demande du Maire d'accord avec le Conseil municipal, après avis de la Commission départementale.

En résumé, le Conseil général a maintenu toutes les dispositions libérales qui ont été en vigueur jusqu'à ce jour dans le département ; il a voulu, connaissant les traditions de dévouement et de probité dont s'honore le corps médical et pharmaceutique, lui donner un nouveau témoignage de sa confiance ; il a en même temps manifesté l'espoir que l'observation du règlement mettrait un terme aux difficultés et aux plaintes qui se sont produites en ces derniers temps.

Je l'espère également et je suis persuadé que vous tiendrez, chacun en ce qui vous concerne, à faciliter la tâche de l'Administration qui s'efforce de concilier les légitimes intérêts des médecins et pharmaciens avec le souci de procurer aux malheureux l'assistance qui leur est due et de ménager les finances publiques.

Agréez, Messieurs, l'assurance de ma considération la plus distinguée.

Le Préfet de la Seine-Inférieure,

EUGÈNE FOSSE.

—

RÈGLEMENT

—

Le Préfet de la Seine-Inférieure, Officier de l'Ordre national de la Légion d'honneur, Officier de l'Instruction publique, Commandeur du Mérite agricole,

Vu :

L'article 4 de la loi du 15 juillet 1893 sur l'assistance médicale gratuite ;

La délibération du Conseil général du 5 octobre 1907 ;

ARRÊTE :

TITRE I.

Dispositions générales.

ARTICLE PREMIER.

Un service public d'assistance médicale est établi dans le département de la Seine-Inférieure, en exécution de la loi du 15 juillet 1893.

Ce service, qui a pour objet d'assurer gratuitement aux malades privés de ressources les secours de la médecine, de la pharmacie et de l'art des accouchements, s'étend à toutes les communes du département.

Art. 2.

Sont assimilés à des malades les femmes en couches, les blessés, et en général tous ceux qui pourraient être admis dans un hôpital, à l'exception des vieillards, des infirmes et des incurables.

Art. 3.

L'assistance médicale gratuite est donnée autant que possible à domicile. Le mot de domicile ne s'entend pas seulement du domicile privé du malade. Si sa demeure ne se prête pas au traitement et si un parent, un ami, un voisin consent à le recueillir et à le soigner, ce concours doit être accepté.

Art. 4.

En cas d'impossibilité absolue de soigner un malade à son domicile et, en général, dans les cas de maladies spéciales ou d'affections entraînant une opération chirurgicale ne pouvant être traitée que dans les hôpitaux, le malade est transporté dans un établissement hospitalier.

Art. 5.

Les médecins, pharmaciens et sages-femmes ayant adhéré au présent règlement peuvent être appelés à donner leurs soins ou à fournir des médicaments aux malades privés de ressources.

Leur adhésion au règlement entraîne pour eux l'obligation de se conformer strictement aux prescriptions qu'il comporte.

En cas d'inobservation de ces prescriptions et après un premier avertissement resté sans effet, leur exclusion du service peut être prononcée par le Préfet, après avis de la Commission départementale.

TITRE II.

Liste d'assistance.

Art. 6.

La Commission administrative du Bureau d'assistance se réunit au moins quatre fois par an. Elle dresse, dans les premiers jours de novembre la liste des personnes qui doivent, en cas de maladie, recevoir l'assistance médicale, et elle procède à la révision de cette liste un mois avant chacune des trois autres sessions du Conseil municipal, c'est-à-dire en janvier, avril et juillet.

Art. 7.

Sont portés sur cette liste *tous les Français privés de ressources* ayant leur domicile de secours dans la commune. La femme et les enfants mineurs restés à la charge du chef de la famille suivent le sort de ce dernier et sont inscrits *nominativement* sur la liste.

Art. 8.

La liste est arrêtée par le Conseil municipal qui délibère en comité secret ; elle est déposée au secrétariat de la mairie. Le maire donne avis de ce dépôt par affiches aux lieux accoutumés et en adresse un exemplaire aux médecins chargés de soigner les malades assistés de la commune, ainsi qu'à l'Administration préfectorale.

Toute modification à la liste est l'objet des mêmes notifications.

Art. 9.

Mention est faite sur la liste du nom du médecin choisi par le malade, si le système de l'abonnement par tête d'inscrit est appliqué dans la commune.

Ce choix est fait pour l'année.

ART. 10.

En cas d'urgence et d'impossibilité de réunir à temps le bureau d'assistance, l'admission d'un malade peut être prononcée par le maire qui en rend compte, en Comité secret, au Conseil municipal.

Si le malade n'a pas son domicile de secours dans la commune, le maire en informe l'Administration préfectorale et lui fournit les renseignements nécessaires pour déterminer ce domicile de secours.

En cas d'inobservation de cette prescription, les frais de traitement à domicile ou à l'hôpital restent en totalité à la charge de la commune.

TITRE III.

Secours médicaux à domicile.

ART. 11.

Dès qu'une personne admise à l'assistance se trouve dans l'obligation de réclamer les soins médicaux, elle se fait délivrer par le maire ou par son délégué :

a) Un *billet de consultation* ou *de visite* si le médecin est rémunéré suivant le système prévu à l'article 19 (système vosgien) ;

b) Une *feuille de maladie* si le médecin est rémunéré suivant l'un des systèmes prévus aux articles 20 et 21 (abonnement).

ART. 12.

Le billet de consultation ou de visite est détaché d'un registre à souches déposé à la mairie.

Avant de le remettre à l'intéressé, le maire ou son délégué y inscrit le nom de la commune et les nom et prénoms du malade, puis il date, signe et appose le sceau de la mairie.

D'autres billets ne sont ensuite délivrés que sur une nouvelle demande du malade ou sur celle du médecin formulée comme l'indique l'article 15.

Art. 13.

Le malade est tenu, si son état de santé le lui permet, de se rendre au domicile du médecin ou au dispensaire, là où il en existe, porteur de son billet de consultation ou de sa feuille de maladie.

La consultation est constatée ainsi qu'il suit :

S'il est rémunéré suivant le système vosgien, le médecin conserve le billet de consultation qu'il remplit conformément aux indications qu'il comporte ;

S'il est rémunéré à l'abonnement, il date et vise la feuille de maladie.

Art. 14.

Le malade qui ne peut se déplacer fait appeler le médecin.

La visite est constatée ainsi qu'il suit :

S'il est rémunéré suivant le système vosgien, le médecin conserve le billet de visite qu'il remplit conformément aux indications qu'il comporte ;

S'il est rémunéré à l'abonnement, il date et vise la feuille de maladie.

Art. 15.

Si, à sa première visite ou consultation, le médecin reconnaît que l'état de santé du malade exige d'autres visites ou consultations, il lui remet pour le maire un *bon* conforme au modèle ci-après.

Le médecin renouvelle ce bon s'il le juge indispensable (1).

---

(1) Des carnets de 15 feuilles petit in-8°, contenant 60 formules de bons, seront remis aux médecins par l'Administration et leur seront renouvelés sur leur demande.

ASSISTANCE MÉDICALE GRATUITE

Commune d

Nom et prénoms du malade :

*Le Médecin, soussigné, prie M. le Maire de vouloir bien
remettre au malade ci-dessus désigné* *   *billet de visite ou de
consultation nécessitée par son état de santé.*

Le   *1 9*   *Le Médecin*,

* Indiquer le chiffre minimum de billets
tout à fait indispensables

Nota. — Ce Bulletin doit être remis au Maire par le malade
ou par l'un des siens.

Art. 16.

Dans le cas où un accident grave, une hémorrhagie ou toute
autre cause nécessiterait une visite d'urgence *la nuit*, le médecin
peut être appelé par la famille du malade inscrit sur la liste
d'assistance ou réunissant les conditions pour y être inscrit.

Le malade doit se faire délivrer *dès le lendemain* soit une feuille
de maladie, soit un ou plusieurs bons de visite suivant la demande
du médecin formulée comme l'indique l'article précédent.

Art. 17.

Sauf l'exception prévue à l'article 16, les médecins et sages-
-femmes ne peuvent donner leurs soins, au compte du Service
d'assistance médicale, qu'aux malades porteurs soit d'un billet de
consultation ou de visite, soit d'une feuille de maladie.

Art. 18.

Les soins médicaux donnés aux malades indigents sont rémunérés dans chaque commune suivant l'un des trois systèmes ci-après :

1º Système dit vosgien, ou rémunération à la consultation et à la visite conformément au tarif déterminé à l'article 19 ;

2º Système de l'abonnement par tête d'indigent inscrit, ainsi qu'il est prévu à l'article 20 ;

3º Système d'abonnement à forfait dans les conditions indiquées à l'article 21.

Art. 19.

En cas d'application du système de rémunération à la consultation et à la visite (système vosgien), le tarif des soins médicaux est établi ainsi qu'il suit :

Consultation au domicile du médecin...............	1 fr.	»
Visite de jour au domicile du malade dans la commune où réside le médecin....................	1	50
Visite de jour au domicile du malade hors de la commune où réside le médecin...................	2	»
Et une indemnité kilométrique de 0 fr. 15 par kilomètre ou fraction de kilomètre (aller sans retour), la distance étant calculée de mairie à mairie.		
Accouchements	15	»
et le cas échéant, l'indemnité kilométrique.		

Si la visite est faite la nuit, c'est-à-dire entre 10 heures du soir et 6 heures du matin, le prix en est doublé et l'indemnité kilométrique de déplacement portée à 0 fr. 20.

Les frais de passage du bac sont remboursés tant à l'aller qu'au retour.

Sauf l'exception prévue au second alinéa de l'article 22, le médecin appelé auprès d'un malade ne peut recevoir des honoraires supérieurs à ceux qui reviendraient au médecin le plus voisin de la demeure de ce malade.

S'il soigne en même temps plusieurs malades d'une même famille ayant un domicile unique, il ne lui est payé qu'une visite, le surplus étant compté comme autant de consultations.

Art. 20.

La commune peut être autorisée par le Préfet à rémunérer les médecins de l'Assistance au moyen d'un abonnement par tête d'inscrit.

Le montant des honoraires de chaque médecin est obtenu en multipliant la somme fixée par tête d'inscrit par le nombre de malades qui l'ont choisi, ainsi qu'il est dit à l'article 9.

Le prix de l'abonnement par tête d'inscrit est acquis au médecin, quelle que soit la durée de l'inscription pendant l'année.

Pour les inscriptions d'office effectuées dans le courant de l'année, le médecin reçoit, pour chaque nouvel inscrit, un prix d'abonnement double de celui prévu.

Art. 21.

Sur la demande du Maire, d'accord avec le Conseil municipal, le Préfet peut, la Commission départementale préalablement entendue, désigner un ou plusieurs médecins pour assurer, dans la commune, les secours médicaux à domicile.

Ces praticiens sont choisis parmi les médecins donnant habituellement leurs soins aux malades de la commune et reçoivent, à titre d'honoraires, une indemnité forfaitaire.

Art. 22.

Le tarif des opérations pratiquées à domicile est fixé tous les trois ans par arrêté préfectoral, après avis de l'Association des médecins de la Seine-Inférieure et délibération de la Commission départementale.

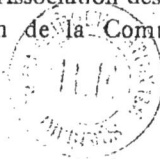

Dans le cas de maladie grave, prévu par le dernier paragraphe de l'article 13, le prix de rémunération du médecin consultant comportera visite double, plus une indemnité de déplacement de 0 fr. 30 par kilomètre (aller sans retour) jusqu'à concurrence de 15 kilomètres.

Pour les opérations qui ne seraient pas portées au tarif, le prix sera fixé par la Commission de vérification.

TITRE IV.

Secours pharmaceutiques et appareils.

ART. 23.

La nomenclature et le tarif des médicaments et appareils sont fixés par arrêté préfectoral, après avis de la Commission départementale et revisés tous les trois ans.

Cette nomenclature et ce tarif, qui doivent se rapprocher autant que possible de ceux des Sociétés de secours mutuels et de la Compagnie des chemins de fer de l'Ouest, sont préparés par une Commission spéciale nommée par le Préfet et composée de cinq conseillers généraux et de cinq médecins et pharmaciens.

ART. 24.

Le médecin ne doit prescrire que les médicaments figurant au tarif départemental.

A titre tout à fait exceptionnel, il peut, *en cas de nécessité absolue et après avis au Maire,* prescrire un produit non porté au tarif.

ART. 25.

Les ordonnances doivent être rédigées sur les formules fournies par l'Administration, être écrites lisiblement et à l'encre.

Si le médecin ordonne un médicament non inscrit au tarif, il est en outre tenu de faire suivre la désignation de ce médicament de la mention « *non prévu au tarif* » et de soumettre l'ordonnance au visa du Maire.

ART. 26.

Les appareils autres que ceux portés au tarif sont fournis en vertu d'une décision de la Commission administrative du Bureau d'assistance, prise sur le vu du certificat du médecin.

ART. 27.

Les pharmaciens et orthopédistes ne peuvent délivrer, au compte du Service d'assistance médicale gratuite, que les médicaments et appareils mentionnés au tarif.

Si le médicament ou l'appareil ne figure pas au tarif, l'ordonnance ne peut être exécutée au compte du Service que si elle est revêtue du visa du Maire ou accompagnée de la décision du Bureau d'assistance.

ART. 28.

Toutes les spécialités pharmaceutiques sont formellement interdites : elles seront rayées des mémoires ainsi que les produits détaillés à l'article 3 du tarif des médicaments.

ART. 29.

En cas de refus de pharmaciens de distribuer les médicaments aux prix portés au tarif départemental, le Préfet peut recourir aux médecins (1) pour la délivrance des médicaments aux malades assistés ou y faire procéder par tout autre moyen qu'il juge utile.

TITRE V.

Secours hospitaliers.

ART. 30.

Pour les secours hospitaliers, les communes sont rattachées aux hôpitaux et hôpitaux-hospices du département, conformément

---

(1) Avis du Conseil d'Etat des 7 et 13 juillet 1898.

au tableau arrêté par le Préfet, après avis de la Commission départementale.

ART. 31.

Lorsqu'un malade ne peut être utilement soigné à domicile et doit être placé dans un établissement hospitalier, son admission n'est autorisée que sur la production d'un certificat médical indiquant la nature de la maladie, les raisons qui motivent son hospitalisation, l'hôpital sur lequel il doit être dirigé et portant le visa du Maire ou de son délégué sous la mention : *Vu pour l'admission à l'hôpital.*

Avis de l'hospitalisation est immédiatement donné par le Maire à l'Administration préfectorale.

ART. 32.

Le médecin de l'établissement hospitalier adresse à la Commission administrative un rapport constatant l'état précis des malades qui séjournent depuis plus de deux mois dans l'hôpital et les causes qui nécessitent leur maintien dans cet établissement.

Ce rapport est immédiatement adressé au Préfet qui en donne connaissance au Maire de la commune du domicile de secours.

ART. 33.

Les opérations difficiles ou graves, nécessitant l'emploi d'instruments spéciaux et l'assistance d'un ou de plusieurs aides, ne doivent être faites à domicile que dans le cas d'urgence, et lorsque les malades ne sont pas jugés transportables à l'hôpital le plus voisin.

Sont considérées comme telles : Amputation de la jambe, du pied, du bras, de l'avant-bras, de la main, du sein, du testicule, ablation du polype utérin, opération du bec-de-lièvre, ligature d'artère moyenne, empyème, suture des tendons et des nerfs, iridectomie, amputation de cuisse, désarticulation de la hanche, dé l'épaule, opération de hernie étranglée, trachéotomie, cataracte, ligature de grosse artère.

ART. 34.

Le transport à l'hôpital a lieu aux frais du Service, par les soins du Bureau d'assistance, qui doit préalablement s'assurer que l'établissement désigné par le médecin est en état de recevoir le malade.

TITRE VI.

Comptabilité.

ART. 35.

Dans la quinzaine qui suit l'expiration de *chaque trimestre,* les médecins, pharmaciens et sages-femmes adressent au Préfet leurs mémoires pour le trimestre écoulé.

Ces mémoires sont établis par commune, en double expédition et accompagnés des billets de visite ou de consultation et des ordonnances.

ART. 36.

Les Commissions administratives des hôpitaux produisent, dans le même délai, un état nominatif des malades traités dans ces établissements au compte du Service d'assistance médicale gratuite.

Cet état, dressé en double expédition, est accompagné des certificats d'admission à l'hôpital.

ART. 37.

Une Commission de vérification, composée de cinq conseillers généraux (un par arrondissement), désignés par le Conseil général, et de cinq médecins et pharmaciens (un par arrondissement), désignés par le Préfet, est chargée de vérifier les mémoires produits par les médecins, les pharmaciens, les sages-femmes et les fournisseurs d'appareils. Cette Commission est présidée par le Préfet ou son délégué. Le président a voix prépondérante en cas de partage.

Les membres de cette Commission sont nommés pour trois ans.

Art. 38.

Toutes les dépenses relatives aux visites, aux soins donnés dans les dispensaires, aux opérations, à la fourniture des remèdes et appareils, aux remboursements à faire aux établissements hospitaliers, sont mandatées par le Préfet.

Art. 39.

Le présent règlement sera appliqué dans le département à dater du 1er janvier 1908.

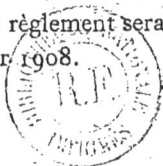

Rouen, le 20 décembre 1907

Le Préfet de la Seine-Inférieure,

Eugène FOSSE.

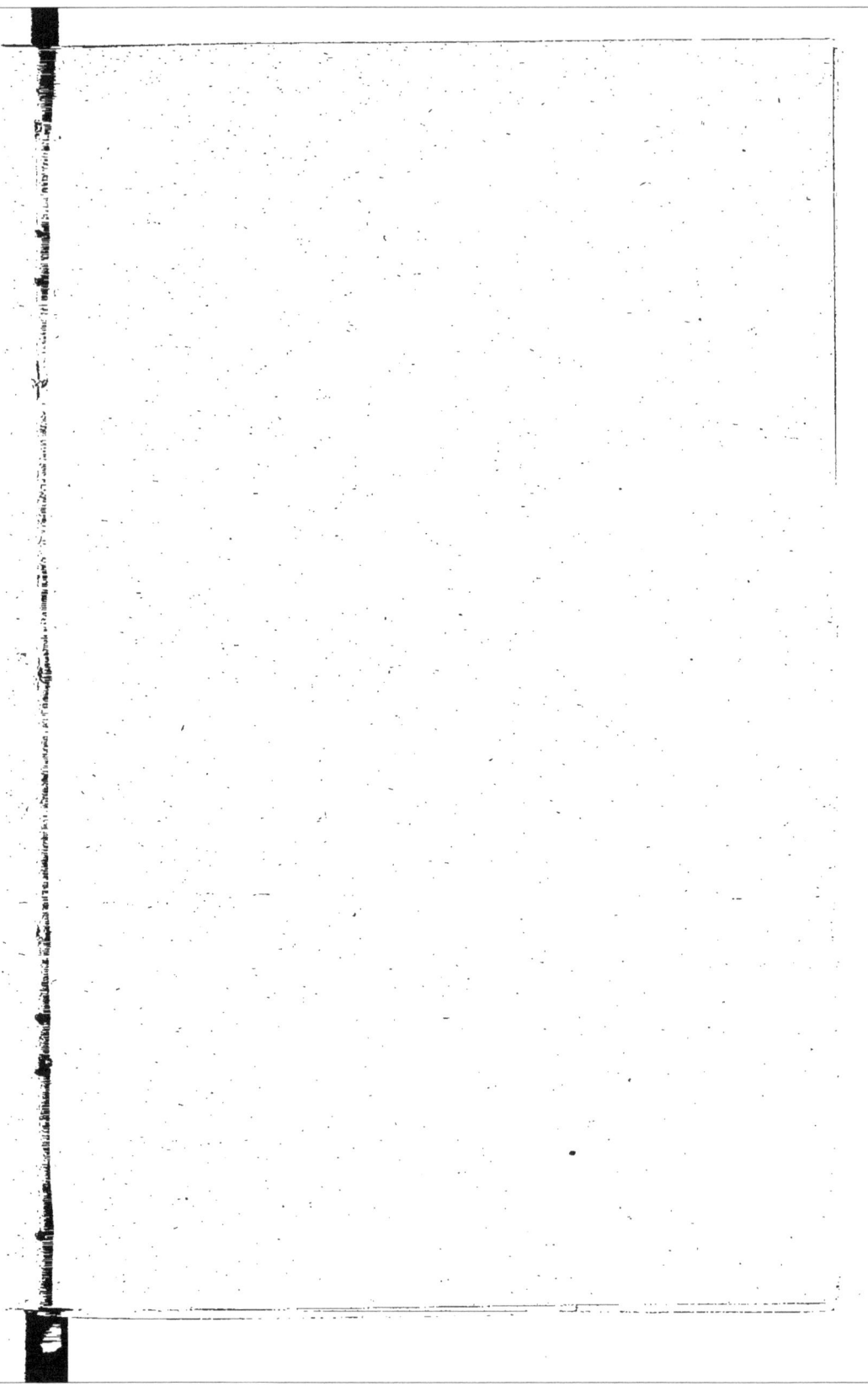